DU TRAITEMENT OPÉRATOIRE

DU VARICOCÈLE

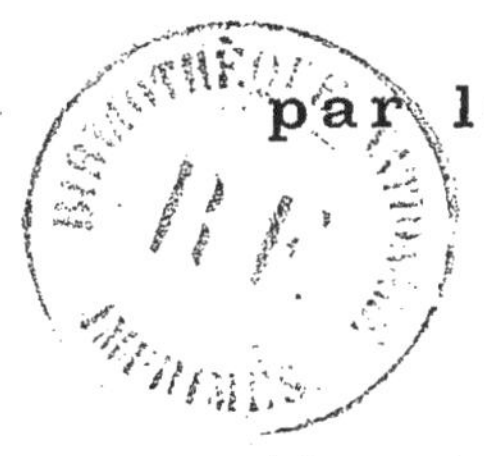

par le procédé de Parona

PAR

Le Dr Jean-Charles MAGNIN

Ancien Externe des Hôpitaux de Lyon,
Ancien Interne provisoire des Hôpitaux de Lyon,
Ancien Interne des Hôpitaux de Saint-Étienne.

———◆———

LYON

A. REY & Cie, IMPRIMEURS-ÉDITEURS DE L'UNIVERSITÉ

4, RUE GENTIL, 4

—

1903

DU VARICOCÈLE

par le procédé de Parona

DU TRAITEMENT OPÉRATOIRE

DU VARICOCÈLE

par le procédé de Parona

PAR

Le Dr Jean-Charles MAGNIN

Ancien Externe des Hôpitaux de Lyon,
Ancien Interne provisoire des Hôpitaux de Lyon,
Ancien Interne des Hôpitaux de Saint-Etienne.

———

LYON

A. REY & Cie, IMPRIMEURS-ÉDITEURS DE L'UNIVERSITÉ

4, RUE GENTIL, 4

—

1903

AVANT-PROPOS

Nos maîtres dans les hôpitaux nous ont prodigué leurs conseils. Tous nous ont témoigné beaucoup d'intérêt. Nous nous faisons un plaisir autant qu'un devoir de les remercier ici.

Durant notre externat :

Chez M. le Dr Vincent, professeur agrégé, chirurgien-major de la Charité, nous avons appris les premiers rudiments de chirurgie infantile et de gynécologie. M. le professeur agrégé Devic, médecin des hôpitaux, nous a largement fait profiter de son enseignement clinique et anatomo-pathologique. Auprès de lui, nous avons tenté d'acquérir, à la fois, et des connaissances techniques, et cet esprit critique fait d'un scepticisme léger, de raisonnement, d'observation surtout.

Nous avons retiré les plus grands avantages des bonnes leçons de chirurgie que nous a données M. le Dr Gangolphe, chirurgien-major de l'Hôtel-Dieu, au temps où nous nous trouvions dans son service, en qualité de secrétaire.

M. le Dr Audry, médecin des hôpitaux, nous a montré une particulière bienveillance. Toujours complaisant, serviable et bon, il n'a pas négligé une occasion de nous être utile et de nous obliger.

A l'Hôpital Renée Sabran, sous la direction toute paternelle de M. le Dr Vidal, d'Hyères, membre correspondant de l'Académie de médecine, officier de la Légion d'honneur, nous avons pù, durant deux mois, constater, juger et apprécier les résultats vraiment merveilleux du climat marin dans le traitement de la scrofule.

MM. les Drs Gayet, Garel, Gailleton, dans les services de qui nous avons passé à titre de suppléant, nous ont donné quelques notions indispensables d'ophtalmologie, de laryngologie ou de vénéréologie.

A Saint-Etienne :

Nous avons fait de la bonne clinique au lit du malade, chez M. le Dr Garand.

M. le Dr Martel, chirurgien des hôpitaux, a bien voulu nous conseiller dans la rédaction de ce travail. Il a droit, plus que tout autre, à notre reconnaissance.

M. le professeur Jaboulay veut bien accepter de présider notre thèse, nous l'en remercions vivement.

Et maintenant, nous nous permettrons de déplorer que notre espoir de devenir interne de Lyon ait été déçu cette année une dernière fois. Aujourd'hui la loi militaire nous oblige à interrompre brusquement nos études ; nous devons renoncer avant le temps aux douceurs de la vie d'internat ; nous allons laisser d'excellents camarades et de bons amis. Aussi bien, nous avons dû achever ce travail un peu hâtivement, après les fatigues et les émotions d'un concours malheureux : qu'on nous lise et qu'on nous juge donc avec indulgence.

DU VARICOCÈLE

par le procédé de Parona.

INTRODUCTION

M. le Dr Martel, notre maître, a eu l'occasion de pratiquer quatre fois la cure radicale du varicocèle par retournement de la vaginale. Les résultats obtenus ont été satisfaisants : nous avons pensé qu'il pouvait être intéressant de les relater. Etudier la méthode opératoire suivie, montrer ce qu'elle a de logique, rapporter les observations de malades opérés par engainement dans la vaginale retournée des plexus spermatiques variqueux ; nous n'avons pas d'autre but, pas d'autre prétention.

Nous nous proposons d'insister sur les perfectionnements que plusieurs opérateurs, et entre autres M. le Dr Martel, notre maître, ont apportés au procédé imaginé, décrit et expérimenté, tout d'abord, par le chirurgien milanais Parona[1].

Cet auteur n'a, du reste, fait qu'appliquer au traite-

[1] *Policlinico*, 1899, p. 1,

ment du varicocèle une intervention déjà décrite et maintes fois mise en pratique dans le traitement de l'hydrocèle. MM. Jaboulay et Vautrin ont les premiers donné une technique opératoire de ce procédé ; et depuis, tous les chirurgiens l'ont expérimenté avec succès.

On le voit, le sujet que nous traitons n'est pas nouveau : nous étudions la cure chirurgicale des varices des veines du cordon, affection qui constitue le varicocèle, par le procédé de Parona.

Pour que l'étude de ce mode opératoire offre quelque intérêt, il ne nous suffira pas de le décrire et d'exposer les résultats immédiats et surtout éloignés obtenus en pratique ; mais nous devrons indiquer les avantages que présente cette méthode dans le traitement chirurgical du varicocèle.

Avant tout, il nous paraît indispensable de rappeler (au moins très sommairement) la disposition anatomique des veines du cordon, puis d'exposer aussi rapidement que possible l'étiologie et la pathogénie des varices de ces veines, et enfin de poser les indications d'une intervention chirurgicale dans le traitement du varicocèle.

Notre sujet semble donc commander la division suivante :

I. Notions générales d'anatomie et de physiologie touchant les veines du cordon. Applications de ces données à l'étiologie, à la pathogénie et à la thérapeutique du varicocèle.

II. Revue critique des divers traitements chirurgicaux appliqués à cette thérapeutique.

III. Description du procédé de Parona et des modifications qu'on y a apportées.

IV. Enfin, nous citerons en détail les observations inédites que nous devons à l'obligeance de notre maître, M. le Dr Martel ; nous résumerons les observations publiées par le Dr Longuet dans la thèse de son élève Pélissier et dans différents périodiques médicaux durant ces deux dernières années ; nous signalerons les résultats obtenus par Parona lui-même.

CHAPITRE PREMIER

NOTIONS GÉNÉRALES D'ANATOMIE ET DE PHYSIOLOGIE TOUCHANT LES VEINES DU CORDON.
APPLICATION DE CES DONNÉES A L'ÉTIOLOGIE, A LA PATHOGÉNIE ET A LA THÉRAPEUTIQUE DU VARICOCÈLE.

Le cordon spermatique est constitué des éléments suivants :

Le canal déférent ;

L'artère spermatique et l'artère funiculaire des débris embryonnaires variés ;

Et enfin des veines spermatiques.

On distingue deux groupes de veines spermatiques : le groupe antérieur et le groupe postérieur, suivant que ces vaisseaux sont situés en avant ou en arrière du canal déférent. Ces veines naissent du testicule et vont se jeter, après un trajet intra-abdominal assez long, à droite dans la veine cave inférieure, à gauche dans la veine rénale. Elles s'anastomosent durant leur trajet avec les différents plexus veineux voisins.

Les anatomistes ont fait remarquer depuis longtemps que l'abouchement à angle droit de la veine spermatique gauche dans la veine rénale favorise la stase du sang dans le système veineux spermatique gauche. Dalla Vedova a insisté récemment sur une autre particularité de structure favorisant la stase dans les veines spermatiques gauches :

« La veine spermatique gauche est congénitalement pourvue de valvules suffisantes dans une proportion vingt-six fois plus considérable que la veine spermatique droite. »

C'est qu'en effet la grande majorité des varicocèles siège à gauche. La disposition anatomique que nous venons d'esquisser explique assez facilement la prédominance de la localisation des varices spermatiques à gauche, car la stase favorise l'ectasie vasculaire d'une façon toute mécanique.

Mais le varicocèle peut aussi siéger à droite. Il faut donc que d'autres causes président à son développement.

Nous ne nous arrêterons pas à étudier toutes les occasions qui, favorisant la stase dans les veines scrotales et funiculaires, déterminent l'apparition du varicocèle. Nous voulons surtout insister sur une autre particularité anatomique qui nous paraît propre à causer l'ectasie facile des veines du cordon. Il s'agit de l'extrême laxité des tissus périfuniculaires. Les différents plans constituant des bourses présentent une laxité toute spéciale et ne s'opposent point du tout à la dilatation passive des plexus veineux y contenus. Ceux-ci trouvent en effet une cavité toute prête à les recevoir. Les bourses sont molles, flasques et appliquées de façon très lâche tout autour du testicule et du cordon qui s'en échappe. Le testicule, lui, est au moins reçu à l'intérieur d'une enveloppe séreuse qui s'accole intimement à lui, le moule et l'enserre. Au niveau du cordon, cette gaine séreuse vaginale n'existe plus ; et ce n'est pas la tunique celluleuse ni le tissu conjonctif lâche périfuniculaire qui opposeront quelque résistance à l'ectasie produite de façon permanente ou transitoire dans les veines du cordon.

Et voilà pourquoi, *a priori*, l'opération qui consisterait à engainer ces veines dans un repli séreux vaginal semble bonne comme moyen de traitement du varicocèle. Lorsqu'on veut soulager un malade présentant des varices du membre inférieur, on lui conseille le port d'une bande ou d'un bas élastique ; la vaginale entourant et engainant le varicocèle fait ici l'office de bande élastique ; elle comprime les veines ectasiées et s'oppose à leur dilatation. Le procédé opératoire de Parona n'a pas d'autre but. Et c'est en partant du même point de vue que Longuet et son élève Pélissier ont modifié légèrement l'opération de Parona pour rendre la contention veineuse encore plus complète.

Mais ce n'est pas tout : non seulement les veines spermatiques peuvent se dilater, mais aussi s'allonger et descendre à l'intérieur du scrotum, les tissus des bourses n'ayant pas plus de résistance pour s'opposer à cette élongation que pour empêcher la dilatation. C'est pour combattre cet allongement que les auteurs ont préconisé, soit le port d'un suspensoir, soit la résection d'une partie du scrotum, soit, enfin, avec Parona, la fixation à l'anneau inguinal externe de la vaginale retournée et englobant les plexus variqueux.

Nous verrons plus tard que M. Longuet a cherché à associer à un engainement séreux le relèvement scrotal et que d'autres, parmi lesquels notre maître, M. le

Dr Martel, ont fait à la fois une résection scrotale et le retournement de la vaginale.

Nous aurons l'occasion de juger la méthode de Parona d'après les résultats fournis par les observations, mais nous devons auparavant passer en revue les différentes méthodes préconisées pour le traitement palliatif et curatif du varicocèle.

CHAPITRE II

**REVUE CRITIQUE
DES DIVERS TRAITEMENTS CHIRURGICAUX
APPLIQUÉS A LA THÉRAPEUTIQUE
DU VARICOCÈLE.**

Tout varicocèle ne doit pas être traité chirurgicalement. Il est même des varicocèles qu'on ne doit pas traiter du tout. Un grand nombre de sujets en sont porteurs qui ne s'en doutent même pas. Un de nos amis, étudiant en médecine, nous a raconté avoir appris l'existence d'un gros varicocèle gauche dont il était porteur seulement lorsque le major, qui l'examinait au moment du Conseil de révision, la lui eut fait remarquer.

D'après les statistiques des médecins militaires, un cinquième de la population adulte à l'âge de vingt ans présenterait un varicocèle uni ou bilatéral plus ou moins accentué. Et cependant, sur ce grand nombre, pour combien peu cette affection constitue-t-elle une gêne, combien peu en sont incommodés au point d'aller consulter leur médecin.

Il existe, toutefois, des sujets porteurs de varicocèle même peu volumineux et qui souffrent. D'autres varicocéleux réclament une intervention pour qu'on les.

débarrasse d'une affection qui, sans les faire souffrir, est devenue gênante de par son volume. Pour ceux-là, un traitement s'impose, et la question d'une intervention chirurgicale peut se poser.

Avant d'aller plus loin, faisons remarquer que tout varicocèle douloureux ne ressort pas fatalement d'une intervention chirurgicale.

Il existe, en effet, un grand nombre de névropathes qui se plaignent de souffrir d'un varicocèle, et chez lesquels l'intervention la plus radicale qu'on pourra imaginer ne fera pas disparaître les phénomènes douloureux qu'ils disent ressentir. Pour ces malades, on se contentera de prescrire un traitement médical; on conseillera le port d'un suspensoir et l'usage de médicaments antinervins à l'intérieur.

Chez le petit nombre, le varicocèle est vraiment douloureux ou gênant par lui-même. C'est alors qu'il faudra songer au traitement chirurgical, et on aura le choix entre une multitude d'interventions :

Ligature et excision des veines distendues;

Résection scrotale;

Ligature sous-cutanée en bourse du scrotum ;

Suspension du testicule par retournement de la vaginale et fixation de cette séreuse à l'anneau inguinal externe (opération de Parona) ;

Transposition extraséreuse du testicule (opération de Parona modifiée par Longuet).

Toutes ces interventions, à part la première, ont pour but d'obtenir une fixation du testicule dans le scrotum, et, en même temps, une augmentation de résistance des plans anatomiques constituant des bourses. De cette façon, on s'oppose à la possibilité de la dilatation passive des veines du cordon et à leur ectasie consécutive.

Il y a donc deux types d'opération préconisés pour traiter chirurgicalement le varicocèle.

Le premier consiste à faire disparaître les veines variqueuses par ligature et excision ; le second a pour but de diminuer la capacité des bourses, de ramener le testicule le plus près possible de l'anneau et de le fixer à ce niveau : on pratique, en somme, une véritable orchidopexie.

On peut combiner l'excision des veines dilatées à l'orchidopexie si les circonstances l'exigent, mais, le plus souvent, les procédés orchidopexiques suffisent à eux seuls.

M. Tuffier prétend, toutefois, que chacun de ces deux types opératoires a ses indications et qu'il peut exister des cas où le varicocèle est dû à l'ectasie veineuse simple sans distension scrotale. Dans ce cas, on pratiquerait donc exclusivement l'excision et la ligature des veines variqueuses. De tels faits doivent être rares. Pour se développer le varicocèle doit être précédé d'un certain degré d'orchidoptose. On comprendrait difficilement que des veines puissent se dilater lorsqu'elles sont exactement contenues et enserrées dans les tissus qui les entourent. Et puis, la résection des veines variqueuses, opération, en théorie, essentiellement et rationnellement très radicale, puisqu'elle a la prétention d'extirper le mal, ne l'est nullement en fait. Les récidives, qui apparaissent, après l'excision de la plus grande partie des plexus veineux ectasiés, ne se comptent plus. C'est qu'en effet les veines du cordon sont souvent variqueuses, non seulement dans leur trajet intrascrotal, mais même dans l'abdomen. Il reste démontré en fait que l'excision et la ligature des veines spermatiques ectasiées ne constitue pas une véritable cure radicale du varicocèle, et qu'il faut compléter le plus souvent la cure par un procédé orchidopexique quelconque.

Des diverses opérations orchidopexiques, celle qu'on a certainement le plus employée est la scrotectomie ou résection scrotale. Il faut réséquer une portion assez considérable du scrotum pour obtenir un résultat utile et convenable. Comme le dit Wickham, cité par Loṅguet : « L'excision de la peau des bourses ne commence à être efficace que lorsque la suspension dépasse celle susceptible d'être obtenue par le suspensoir le mieux fait et le mieux appliqué. Il ne faut laisser du scrotum que l'étendue indispensable pour recouvrir le testicule. »

Cette méthode a joui et jouit encore auprès des chirurgiens d'une certaine faveur, du reste méritée. Simple, sans danger, elle constitue pour beaucoup le procédé de choix. Malheureusement elle ne donne pas toujours les résultats désirables puisque, sur 67 cas de varicocèle traités par scrotectomie, Annequin a constaté 21 fois des récidives.

La ligature sous-cutanée en bourse du scrotum est une opération à peu près abandonnée.

Reste donc le retournement de la vaginale avec fixation de cette séreuse à l'anneau inguinal externe. Cette méthode, relativement nouvelle, permet de relever le testicule et de le maintenir en position haute. Ce procédé, dit Parona, donnera une fixation très réelle du testicule près de l'anneau inguinal ; nous aurons donc une orchidopexie très suffisante et une contention des plexus variqueux dans une séreuse : la vaginale. Théoriquement au moins cette orchidopexie doit être définitive. En effet, on peut encore imaginer qu'après une scrotectomie la peau des bourses puisse de nouveau se distendre ; il semble plus difficile d'admettre qu'une membrane séreuse, telle que la vaginale, puisse se dilater au point de permettre une nouvelle orchidoptose. Nous verrons plus loin que la pratique ne contrecarre point la théorie. Ajoutons que, au point de vue esthétique, la comparaison des résultats obtenus par résection scrotale et de ceux qu'on constate chez un varicocéleux opéré d'après la méthode de Parona est tout à l'avantage de cette dernière. Au lieu d'un scrotum de dimensions réduites, collé au périnée véritable « scrotum de chien » qu'on a après scrotectomie, le scrotum, après la cure du varicocèle par retournement et fixation de la vaginale, reste ce qu'il était auparavant : l'opération ne laisse, pour ainsi dire, pas de trace.

De cet aperçu général rapide touchant les diverses méthodes de cure chirurgicale du varicocèle, nous tirerons les conclusions suivantes :

L'excision et la ligature des veines variqueuses du cordon ne constitue pas un traitement radical du varicocèle.

Pour obtenir une guérison au moins relative du varicocèle il faut faire disparaître l'orchidoptose qui semble en être la cause immédiate. Pour combattre l'orchidoptose il faut faire de l'orchidopexie. Et en fait il n'existe que deux méthodes pratiques d'orchidopexie, savoir : la scrotectomie et la fixation à l'anneau inguinal externe de la vaginale retournée engainant les plexus variqueux.

C'est ce dernier procédé que nous allons maintenant décrire en détail.

CHAPITRE III

**DESCRIPTION DU PROCÉDÉ DE PARONA
ET DES MODIFICATIONS QU'ON Y A APPORTÉES.**

L'application du retournement de la vaginale à la
cure du varicocèle a été imaginé par Parona qui fit
connaître sa technique opératoire et les premiers résultats obtenus par cette méthode dans le *Policlinico*
(numéro du 30 janvier 1899).

Notre maître, M. le Dr Martel, ne connaissait pas la
publication du chirurgien italien, lorsqu'il entreprit la
première fois (en août 1901) de retourner la vaginale
pour essayer de guérir un varicocèle. Il avait constaté
que, après simple retournement de la vaginale dans la
cure de l'hydrocèle, le testicule est remonté vers l'anneau. La pensée lui vint donc tout naturellement de
tenter l'orchidopexie par cette méthode dans le cas de
varicocèle. Ce procédé offrait, en outre, l'avantage
d'engainer les veines variqueuses avec tout le cordon
dans la vaginale retournée à la façon d'un bas de laine.
La première intervention faite et le résultat cherché
obtenu, les recherches bibliographiques montrèrent
bien vite que le procédé existait déjà.

Longuet a modifié sur quelques points de détails, le
procédé de Parona et l'a décrit sous un nom nouveau,

pour lui c'est « la transposition extra-séreuse du testicule. » Il en a exposé la description dans divers journaux
de médecine français : « *Presse Médicale, Semaine
Médicale, Gazette des Hôpitaux*, et dans la thèse de son
élève Pélissier. Nous étudierons tout d'abord le procédé de Parona puis celui de Longuet qui est presque le
même, seulement un peu modifié et surtout compliqué.
Nous ne croyons pas, en effet, que cette opération de
Longuet diffère « totalement de celle de Parona » comme
l'affirme catégoriquement Pélissier dans sa thèse. Nous
verrons aussi la façon d'opérer de M. le Dr Martel.

Voici quelle est l'opération de Parona :
Elle comprend six temps :
Premier temps. — Incision cutanée prétesticulaire
commençant un peu au-dessus de l'anneau externe du
canal inguinal. Cette incision longue de 5 ou 6 centimètres découvre l'embouchure du canal inguinal.

Deuxième temps. — On isole avec soin le testicule
recouvert par sa séreuse des tissus voisins. Ce temps
est le plus délicat. On opérera lentement en prenant
grand soin de ne pas blesser la tunique vaginale.

Troisième temps. — On pratique à la partie antérieure de la tunique vaginale au niveau de l'épididyme
une boutonnière suffisamment large pour livrer pas-
sage au testicule et pour permettre de retrousser la
poche en haut, de façon que l'ouverture par où est sorti
le testicule puisse s'aboucher à l'anneau inguinal externe.

Quatrième temps. — Retournement de la vaginale.
La vaginale est retournée à la façon d'un bas de laine

sa face pariétale venant se mettre en rapport avec les divers éléments du cordon qu'elle engaine. Afin que les vaisseaux dilatés puissent facilement trouver place dans la vaginale, il suffit de tenir le testicule soulevé durant quelques secondes. Cette manœuvre a pour but d'amener l'affaissement des veines qui se vident rapidement de leur trop plein.

Cinquième temps. — Fixation à l'anneau inguinal externe des lèvres de l'orifice par où a fait issue le testicule. On fixe au moyen de cinq ou six points de suture les lèvres de l'incision de la tunique vaginale aux bords de l'anneau inguinal externe. On s'assurera au préalable que le testicule se trouve dans sa situation normale et que ce cordon n'a pas subi de torsion.

Si la capacité de la vaginale est excessive, on la restreint au moyen d'une suture en surjet, appliquée dans le sens longitudinal. Cette suture aura l'avantage de permettre un engainement plus étroit des éléments du cordon et, par conséquent, une compression plus efficace des veines ectasiées.

Sixième temps. — Suture cutanée.

Parona a prévu le cas où les plexus variqueux étant très gros, il convient d'en réséquer une partie. On isole alors et on excise ces vaisseaux avant de procéder à l'incision et au retournement de la vaginale.

Comme on le voit, ce procédé revêt une grande simplicité et il suffit de quelques minutes pour pratiquer l'opération de Parona typique, telle que nous venons de la décrire. L'anesthésie générale ne sera pas nécessaire. Il suffira d'une bonne anesthésie locale à la cocaïne.

Les suites opératoires sont habituellement des plus simples. Vers le huitième ou le douzième jour, la cicatrisation est définitive.

M. Nimier, présentant à la Société de chirurgie de Paris, dans sa séance du 12 juillet 1899, un homme qu'il avait opéré d'un double varicocèle par inclusion du cordon dans la vaginale retournée et suspendue au pubis, décrivait ainsi ces divers temps du mode opératoire employé par lui :

Premier temps. — Incision de 6 centimètres sur le trajet du cordon ; sa moitié supérieure remonte devant l'orifice inguinal externe, sa moitié inférieure descend sur le collet de la bourse. Elle intéresse les téguments jusqu'à la tunique cellulo-fibreuse du cordon.

Deuxième temps. — Le testicule chassé comme un noyau de cerise de sa loge scrotale, sort par l'incision. Pour que sa hernie soit complète, il convient de déchirer ces tractus cellulo-fibreux et vasculaires qui relient la glande au fond et à la paroi postérieure de la bourse.

Troisième temps. — L'opérateur a dans la main le cordon variqueux et le testicule plus ou moins masqué par le réseau veineux développé dans le tissu cellulaire sus-vaginal. Sur la face antérieure de la glande bien mise à nu, autant que possible à égale distance des deux extrémités de l'épididyme, il pratique à la séreuse une incision de 2 à 2 centimètres et demi.

Quatrième temps. — Par cette boutonnière il fait sortir le testicule et la vaginale retournée remonte plus ou moins haut, suivant ses dimensions, le long du cordon qui s'y engage comme dans un sac. Parfois, pour augmenter la profondeur du sac vaginal, il convient de rompre quelques adhérences de la séreuse sur les bords de l'épididyme.

Cinquième temps. — Le sac vaginal doit être fixé au pubis par trois points de suture : un postérieur traverse le tissu fibreux de la face antérieure de l'os, deux latéraux passent à travers le bord tranchant des piliers externe et interne. Les fils seront d'abord placés puis noués successivement en commençant par le postérieur. *Il est indiqué de passer les fils dans la vaginale sans imprimer au cordon de torsion sur son axe* et, d'autre part, de les faire traverser le tissu fibreux inguinal assez bas pour que le testicule appendu au sac vaginal se trouve finalement un peu au-dessous de la racine de la verge.

Sixième temps. — Le testicule est ensuite rentré dans sa loge scrotale et la plaie fermée par-dessus la portion du cordon qui, n'ayant pas trouvé place dans la vaginale, bombe dans l'incision.

« Exécutée chez neuf malades de mon service, dit Nimier, cette opération me paraît donner un bon résultat. »

Il s'agit, en somme, d'une opération de Parona à peine modifiée.

Nimier, tout comme Parona, s'inquiète de la torsion possible du cordon, pendant les manœuvres d'extériorisation du testicule ou de suture compliquée de la vaginale aux piliers inguinaux : nous allons voir comment on peut parer de façon certaine à cet accident.

Nimier exprime aussi la crainte que le testicule ne remonte pas suffisamment haut, si l'on ne prend la précaution de raccourcir la vaginale, avant de la fixer à l'anneau : nous montrerons tout à l'heure combien est chimérique une pareille crainte, et combien il est inutile, ordinairement, de se préoccuper d'un tel accident véritablement illusoire.

C'était une méthode presque en tous points semblable à celle sus-décrite, qu'avait suivie M. le Dr Martel dans sa première opération. Mais, à la réflexion, il vint quelques modifications proposables et utilisées depuis.

Le principal inconvénient à reprocher à la méthode, inconvénient signalé déjà par Parona, est la torsion possible du cordon pendant les manœuvres d'extériorisation du testicule, ou de suture compliquée de la vaginale aux piliers inguinaux. Cet accident est aussi signalé dans la cure de l'hydrocèle par retournement de la vaginale. Depuis longtemps M. le Dr Martel l'évite à coup sûr, en ne poursuivant que très peu le décollement de la vaginale pariétale, après incision de la fibreuse et en retournant simplement la vaginale pardessus et autour des lèvres d'incision de la fibreuse. Ce retournement est maintenu à l'aide de deux points de catgut passés à travers l'espèce de « méso-cordon postérieur constituée par la partie postérieure de la celluleuse non décollée. Les deux lèvres de la vaginale sont ainsi retournées en arrière sans arriver en contact immédiat, puisqu'elles restent séparées par cette cloison celluleuse. Le testicule y gagne un bourrelet vaginal, sorte de prépuce dans lequel il est enchatonné. Cette manœuvre, outre d'autres avantages qui n'entrent pas en considération dans le sujet qui nous occupe, évite, comme on le voit, la torsion du cordon et cela, à coup sûr : elle respecte, en effet, le ligament testiculaire inférieur, crée un véritable méso-testis postérieur très mince ; elle évite aussi de trop serrer le cordon, puisque la ligature porte en arrière de lui et le laisse engainé à frottements doux dans les replis de la vaginale et de la fibreuse retournées d'un seul coup.

Un autre inconvénient à redouter est la fixation trop adéquate du testicule à l'anneau : dans le varicocèle, la vaginale est ordinairement légèrement distendue par un petit épanchement, qui n'a rien de comparable, comme volume, à celui qu'on trouve dans l'hydrocèle à opérer. Or, lorsqu'on a pratiqué le retournement de la vaginale dans l'opération d'hydrocèle, et cela sans qu'on se soit donné la peine de fixer la vaginale à l'anneau inguinal, le résultat éloigné montre un testicule remonté, quelquefois trop remonté à l'anneau : la vaginale, comme tout organe dont on supprime la fonction, tend rapidement à disparaître, et, qui plus est, de par sa nature péritonéale, elle tend à faire vite des exsudats adhérents entre ses replis au contact et, par suite, à créer très vite du tissu rétractile, inodulaire, se resserrant et diminuant les distances. Ces considérations montrent donc qu'il n'est peut-être pas besoin de se préoccuper autant de la suture par points multiples ou complexes de la séreuse aux piliers inguinaux ou aux autres tissus ambiants, ni de chercher à raccourcir et à rétrécir cette séreuse comme l'ont pré-

conisé, dans certains cas, Parona et Longuet. Aussi,
M. le Dr Martel ne fait-il que deux points simples,
réunissant la commissure postérieure de la vaginale
aux deux piliers.

Après la première opération faite, notre maître fut
frappé de l'aspect disgracieux que présentait le scrotum de l'opéré ; il restait pendant au-dessous du testicule un lambeau de peau long de plusieurs centimètres. Aussi croyons-nous qu'il est bon de procéder
pendant l'opération à une résection partielle du scrotum, qui ne peut qu'être utile au résultat cherché et
qui a l'avantage de l'esthétique. C'est du reste avec ce
complément que M. le Dr Martel a opéré depuis.

Notre maître a donc modifié, et cela pour des rai-
sons sérieuses (on le voit) l'opération de Parona
typique.

Ces modifications portent sur les deux points suivants :

1° Il substitue le retournement fibro-séreux de la
vaginale au retournement séreux simple ;

2° Il opère une scrotectomie complémentaire dans
un but purement esthétique.

Voyons maintenant en quoi consiste la méthode de
Longuet, dite de transposition extra-séreuse du testicule. Voici comment Pélissier décrit cette intervention.

Premier temps. — Incision cutanée. L'incision
cutanée prétesticulaire n'est longue que de 4 ou 5 cen-

timètres. Voici comment se fait cette incision : Un
pli cutané est formé puis fixé d'un côté par l'aide, de
l'autre par l'opérateur à l'aide de pinces à griffes. Au
milieu, juste sur la raie d'anesthésie, un seul coup de
ciseaux donné bien perpendiculairement amorce l'incision sans une seule goutte de sang. Le pli étant effacé,
si l'incision est de trop minimes dimensions, elle est
agrandie en glissant l'une des lames des ciseaux hori-
zontaux par en haut et par en bas, au-dessous de la
peau, de manière à n'inciser que cette peau seulement.
Puis, vers la partie moyenne de la plaie, pinces à griffes
et ciseaux commencent à soulever et à couper successivement une série de petits plis jusqu'à ce qu'un pli
de la vaginale hernié et pincé comme la peau se trouve
sectionné. Une pince est placée sur chaque lèvre de
l'incision vaginale comme repère, et les plans vaginaux
précelluleux sont refoulés, en haut et en bas, avec la
pointe des ciseaux fermés sur une étendue qui égale
celle de l'incision cutanée, mais sans rien couper, afin
d'éviter tout écoulement sanguin. Pour transformer
maintenant la boutonnière vaginale en une incision
vaginale de même longueur que la plaie cutanée, il
suffit d'inciser la séreuse aux ciseaux en évitant et en
côtoyant les fins vaisseaux qui parfois cheminent en
serpentant sur la face externe de cette tunique. Au cas
où le malade est endormi, on peut procéder à l'agran-
dissement vaginal par divulsion digitale, ce qui donne
une tranche vaginale encore plus exsangue que celle
qui est obtenue par la section aux ciseaux. En résumé,
ce temps d'ouverture de la vaginale aux ciseaux rap-
pelle celui de l'ouverture du péritoine par soulèvement

et section de plis successifs de prudence destinés à éviter la blessure de l'intestin dans toute laparotomie.

Deuxième temps. — Engainement séreux du cordon après luxation temporaire du testicule.

La luxation du testicule se fait différemment suivant que le malade est endormi ou non.

Dans le premier cas, le testicule est tout simplement pris avec les doigts au fond du scrotum, puis extériorisé. Mais, en cas d'anesthésie locale, il faut beaucoup plus de ménagement et éviter tout contact et toute prise digitale du testicule, en refoulant et en glissant cet organe d'arrière en avant par pression médiate à travers les téguments scrotaux postérieurs.

Jusqu'ici l'opération de Longuet ressemble à s'y méprendre à celle de Parona. Voici que maintenant quelques points de détail vont différer dans l'une et dans l'autre opération. Longuet fait l'engainement fibro-séreux du cordon au moyen d'une suture en surjet, il entoure le cordon avec la vaginale et fixe cette dernière en haut à l'anneau inguinal externe et, en bas, à la fibreuse commune. Au lieu d'un engainement vrai du cordon par la vaginale retournée, c'est un encerclage du cordon par la vaginale.

Et, enfin, il termine par un troisième temps un peu spécial.

Troisième temps. — Transposition supéro-interne du testicule et suture cutanée transversale. Ce troisième temps s'exécute en creusant très haut à l'origine des bourses contre la cloison, et dans le tissu cellulaire avec les deux index introduits dos à dos une petite loge de réception où le testicule, suivi du cordon engainé, est glissé pôle inférieur en premier. De cette transposition, il résulte la formation d'un mésotestis antérieur sous-cutané, élément très efficace d'orchidopexie antérieur qui corrige la ptose testiculaire.

« Pour assurer une fixation très efficace, cette vagino-orchidopexie est complétée en passant les deux chefs du surjet initial et terminal dans le tissu de la cloison où ils sont noués ensemble très haut dans cette cloison. Reste à rectifier la scrotoptose. C'est ce qu'on obtient en suturant transversalement l'incision cutanée longitudinale et, au besoin, si cette suture paraît insuffisante, en relevant tout le scrotum par une suture circonférentielle en bourse placée à ciel ouvert autour de l'incision cutanée, avant que la peau ne soit suturée. »

Malgré tout, Longuet et Parona ont employé la même méthode. Dans le procédé de Longuet, comme dans celui de Parona, on traite toujours le varicocèle par la méthode orchidopexique. Et dans l'un et l'autre de ces procédés, on pratique l'orchidopexie par retournement de la vaginale et fixation de la vaginale retournée à l'anneau inguinal externe. Aussi, ne ferons-nous pas de différence au point de vue des résultats opératoires.

Ces résultats, nous allons les juger d'après les observations qui suivent.

CHAPITRE IV

OBSERVATIONS

Parona a publié, après avoir décrit sa technique opératoire, onze cas de varicocèle traités d'après sa méthode.

Sur les onze cas publiés par Parona, on note onze guérisons immédiates. La cicatrisation définitive se faisait chez tous au bout de huit à douze jours. Les troubles douloureux cédaient immédiatement et d'une façon complète. Un de ses opérés, revu un an et demi après l'intervention, déclarene plus souffrir aucunement et se dit enchanté du résultat.

A l'examen local on ne note pas d'atrophie testiculaire, pas d'inflammation locale ; le varicocèle subsiste, mais moins volumineux. Les phénomènes douloureux subjectifs ont complètement disparu. Nous allons trouver des résultats tout semblables dans les observations ci-après.

Observation I

Varicocèle bilatéral avec prédominance à gauche.
Orchidopexie et phlébopexie réalisées par transpo-
sition extraséreuse (côté gauche, le 2 juillet 1901.)
Résultat excellent.
(Longuet, *Progrès Médical*, 21 septembre 1901).

Le jeune malade dont il s'agit est un garçon de dix-
huit ans, exerçant la profession de boulanger, qui se
présente à nous parce qu'il souffre au niveau du testicule gauche et dans les reins. A première vue, il donne
l'impression d'un sujet assez bien portant, mais grand,
maigre, avec musculature insuffisante. Il a un pied
plat du côté gauche, une légère tendance à la scoliose
et un genu valgum, un ventre un peu bombé et ptosique, un cou allongé, des membres longs et grêles.

C'est depuis six mois environ qu'il a commencé à
sentir une gêne, puis une sensibilité douloureuse au
niveau du testicule gauche, plus marquée le soir que la
nuit et, le matin, presque exclusivement localisée à
gauche, bien qu'il y ait cependant un peu de gêne à
droite. Aucune tuméfaction appréciable dans la région
n'a jusqu'ici attiré l'attention du malade. Mais il souffre de plus en plus et, depuis quelques jours, la douleur remonte le long du cordon qu'il nous indique du
doigt et jusque dans les lombes du côté gauche. En
outre, l'exercice devient un peu pénible, voilà pourquoi
il vient consulter.

A l'examen clinique, nous sommes frappés par la situation très basse du testicule gauche. Le scrotum

pédiculisé descend presque jusqu'à mi-cuisse du côté
gauche et beaucoup moins bas du côté droit. Aucune
fine veinule variqueuse ne se dessine sous les téguments. Au palper, les testicules sont normaux comme
forme, volume, consistance, direction, sensibilité. Ils
ne sont ni hypertrophiés, ni atrophiés. Rien d'anormal non plus du côté des annexes, épididyme, déférent, vaginale. Mais la région funiculaire, surtout
celle de gauche, est occupée par une tuméfaction de
forme pyramidale, à sommet supérieur, remontant très
haut dans le trajet inguinal, à base élargie inférieure
confinant à l'épididyme. Cette tumeur est verticale
dans sa direction, irrégulière dans sa surface, noueuse,
bosselée, paraissant constituée par un feutrage de veines dilatées et serpentines à limites assez nettement
circonscrites au sein du tissu conjonctif ambiant.
Lorsqu'on presse un peu, la sensation est mollasse,
pâteuse, comparable à un paquet de ficelles avec peti-
tes indurations par endroits. La palpation à cet en-
droit n'est pas douloureuse. Si nous examinons le
malade dans le décubitus dorsal, nous constatons que
la tumeur diminue ou même disparaît. Après qu'elle
est ainsi vidée, si nous faisons mettre le malade
debout, pendant que la pression sur l'orifice inguinal
externe maintient l'oblitération des veines à ce niveau,
nous remarquons que cette tuméfaction se reproduit
très lentement de bas en haut et, au contraire, très
brusquement de haut en bas, dès qu'on supprime la
pression digitale. Au milieu de tous ces éléments, le
canal déférent se distingue aisément à sa rectitude et
à sa consistance ferme. Pas trace de hernie inguinale

par l'exploration des trajets inguinaux ; pas d'autre hernie. Pas de tumeur abdominale, rénale ou pelvienne appréciables.

L'examen de l'état général est négatif, notamment au point de vue de l'hystérie et de la neurasthénie, pas d'anesthésie pharyngée, pas de rétrécissement concentrique du champ visuel, pas d'hyperalgie. Aucune varice des membres inférieurs ; pas d'hémorrhoïdes. Les antécédents familiaux du malade, comme ses antécédents propres, ne présentent aucune particularité qui mérite d'être mentionnée.

Le diagnostie est évident et ne peut être longtemps discuté. Il est certain qu'il ne s'agit pas là d'un abcès froid avec grumeaux, ni d'un lipome du cordon, ni d'un kyste funiculaire, ni d'un épiplocèle, ni d'une déférentite avec péridiférendite. La sensation de paquet de ficelles et la réductibilité sont si nettes que, sans réserve, il faut dire : *Varicocèle*. J'ajoute varicocèle non compliqué ; parce qu'il n'y a pas de phlébite ni d'atrophie testiculaire.

Au point de vue de la forme, ce n'est pas un varicocèle à forme exclusivement ptosique, c'est-à-dire consistant dans la seule chute du testicule avec état variqueux absent ; ce n'est pas davantage une forme exclusivement variqueuse, puisque le scrotum est très long et très flasque. C'est une forme mixte où ectasie veineuse et ptose sont associées.

Jusqu'à présent ce varicocèle n'est douloureux qu'à gauche, il est à craindre qu'il ne le devienne aussi à droite dans un avenir plus ou moins éloigné.

En ce qui concerne la cause, elle nous échappe

totalement ; j'ajoute qu'il n'y a ni neurasthénie, ni hystérie. Par contre, les tissus fibreux semblent en infériorité, puisque nous relevons un très léger état scoliotique, un pied plat non douloureux et une tendance au genu valgum. Il est très difficile de dire si ce varicocèle est anatomiquement localisé au groupe veineux postérieur, moyen ou antérieur. Cliniquement, toutes les veines paraissent dilatées et principalement les antérieures.

Comme traitement, nous exposons au malade les avantages du suspensoir et de la cure chirurgicale. C'est celle-ci qu'il accepte et à laquelle nous souscrivons, d'autant que les douleurs sont très vives et qu'aucune contre-indication ne ressort de l'état général.

Opération le 2 juillet 1901. — Anesthésie locale à la cocaïne. Incision intesticulaire aux ciseaux jusqu'à la vaginale comprise sans décortication préalable. Luxation temporaire du testicule. Engainement séreux ascendant du cordon et fixation de cet engainement par un surjet vertical postérieur au catgut. Ici, le surjet a été fait par des points de Lembert et suffisamment serré pour que tout le manchon veineux dilaté soit efficacement maintenu par une sorte de bague vaginale compressive. Enfin, il a été continué verticalement sur la fibreuse commune jusqu'au voisinage de l'orifice externe du canal inguinal. Création d'une loge juxtaseptale avec le doigt. Transposition du testicule dans cette loge, d'où résulte une rétroversion du testicule avec création du mésotestis antérieur. Sutures cutanées par un surjet au crin de Florence. Cette suture a été faite transversalement, ce qui ascensionne le scrotum distendu. Durée : deux minutes.

Suites immédiates nulles. — Le malade retourne chez lui une heure après. — Situation très haute du testicule gauche opéré, mais la douleur préopératoire continue pendant trois jours après l'intervention, puis cesse ensuite complètement.

Suites éloignées. — Résultat thérapeutique. Deux mois après, le malade est en état absolument parfait. Le testicule est en situation haute et solidement fixé, pas atrophié et pas sensible. Les douleurs ont complètement disparu. Par les photographies prises avant et après l'opération, comme par l'examen clinique, nous avons pu nous rendre compte du résultat obtenu et comparer ainsi la situation du côté gauche opéré par rapport au côté droit non opéré. Or, le testicule opéré (côté gauche) est maintenant à plus de 2 centimètres au-dessus du testicule droit, alors que l'inverse avait lieu auparavant. En outre, les veines entourées par la bague vaginale ne forment plus de tumeurs variqueuses et ne sont plus sensibles.

OBSERVATION II (Longuet-Pélissier).

Varicocèle bilatéral avec prédominance à gauche. Orchidopexie et phlébopexie réalisées par transposition testiculaire extra-séreuse (côté gauche, opéré le 14 août 1901.)

Il s'agit d'un jeune homme de dix-sept ans, chapelier, le nommé J. E...., qui présente un varicocèle absolument typique et douloureux sans atrophie testiculaire. Même conduite que dans le cas précédent.

Résultat immédiat. — Très satisfaisant. Cessation de toute douleur deux jours après l'opération.

Résultat éloigné. — L'opéré est revu le 5 juin 1902. Les douleurs ont complètement disparu et, depuis son opération, le suspensoir a été laissé de côté. Le testicule est fixé dans sa nouvelle position et non atrophié. On ne sent plus les plexus variqueux du côté gauche et la scroptotose a disparu. L'opéré se montre fort satisfait de l'intervention.

OBSERVATION III (Pélissier, obs. V).

F... Félix, vingt ans. Ectopie sous-inguinale droite avec atrophie testiculaire. Varicocèle gauche descendant à mi-cuisses. Testicule atrophié à gauche. Pas de douleurs.

Opération le 19 octobre 1901. — Transposition supéro-interne du testicule par le procédé de Longuet.

Suites immédiates. — Réaction nulle.

Résultats éloignés. — L'opéré est revu le 8 juin 1902. L'état local est parfait et il est impossible de se douter que le côté gauche du scrotum a été atteint d'un varicocèle aussi prononcé. De ce côté, la bourse remonte plus haut que du côté opposé. Le testicule est fixé en position haute toujours atrophié, mais à la palpation les plexus variqueux ont complètement disparu.

Observation IV

(Inédite. Due à l'obligeance de M. le Dr Martel).

François Jean-Marie, vingt-deux ans. Varicocèle gauche ayant apparu à l'âge de vingt ans. Augmente de volume depuis deux ans. Ce varicocèle, au moment où le malade entre à l'hôpital de Bellevue (pavillon 3, C D), descend à environ 18 ou 20 centimètres. Il augmente surtout au moment des chaleurs, n'est pas douloureux, mais détermine une sensation de gêne et de poids considérable.

La bourse gauche est très allongée. On ne constate pas une dilatation veineuse très marquée. Le testicule est normal.

L'état général est bon. Le malade a été réformé à cause de son varicocèle.

Nous avons affaire à une orchidoptose considérable.

Opération le 29 août 1901. — Procédé de *Parona classique.* Pas de résection veineuse, vaginale, ni scrotale. On constate l'existence d'un très léger épanchement vaginal.

Suites immédiates. — Très simples, réaction nulle. Le malade sort de l'hôpital le 17 septembre 1901.

Résultats éloignés. — Cet opéré a été revu trois fois :

Une première fois le 17 octobre 1901.

A porté un suspensoir jusqu'à maintenant.

Etat actuel : le testicule droit est plus bas que le tes-

ticule gauche. Le testicule gauche est à deux travers
de doigt au-dessous du rebord supérieur du pubis.

Le cordon est épais mais souple : il a la grosseur du
pouce.

Le testicule est très mobile et ne paraît pas diminué
de volume.

Au-dessous du testicule il y a un long pli cutané
vide, pendant de façon disgracieuse. Ce pli cutané élastique ne paraît pas avoir diminué : « c'est de la peau
de reste. »

Le malade n'accuse aucune gêne, aucune douleur,
aucun trouble fonctionnel.

Le malade est revu une seconde fois le 24 janvier
1902.

Etat absolument le même.

Aucune douleur ni du côté du testicule ni sur le trajet de l'uretère ou du rein gauche. L'urine, légèrement
floconneuse, ne renferme aucun élément anormal.
Pas d'hématurie. Pas de troubles rénaux.

L'état local est identique.

Nous revoyons une dernière fois notre opéré, le
2 octobre 1903.

L'état local et général est absolument le même.

Il n'éprouve toujours aucune gêne, aucune pesan-
teur au niveau du scrotum.

Observation V

(Observation VI de la thèse de Pelissier.)

M... Charles, vingt-trois ans. Varicocèle gauche très

douloureux malgré la suspension. Les douleurs sont particulièrement vives le soir. Le testicule n'est pas atrophié.

Opération le 23 octobre 1901. — Transposition extra-séreuse par le procédé de Longuet.

Suites immédiates. — La douleur cesse complètement cinq jours après l'opération.

Résultats éloignés. — Le malade n'a pu être examiné directement, mais il écrit le 7 juin 1902 « qu'il ne ressent plus ni gêne ni douleur depuis qu'il était opéré et qu'il était satisfait de l'opération.

OBSERVATION VI (personnelle)

(Recueillie dans le service de M. le Dr Martel,
chirurgien des hôpitaux de Saint-Etienne.)

Mog... F., vingt-trois ans, entre le 27 mai, pavillon 3 C.B. à l'hôpital de Bellevue.

Présente une hernie inguinale gauche datant d'un mois et demi, hernie de la grosseur d'un œuf de pigeon. On constate aussi à gauche l'existence d'un varicocèle datant de deux ou trois ans. Ce varicocèle descend à 16 ou 17 centimètres au-dessous de l'anneau inguinal externe, si bien qu'à gauche la bourse est de 4 ou 5 centimètres plus bas qu'à droite. Ce varicocèle gênant de par son volume est douloureux par les temps humides et les fortes chaleurs.

Le testicule n'est pas atrophié.

L'état général est bon.

Opération le 3 juin 1903. — Incision inguino-scrotale. Cure radicale de la hernie. Retournement séro-fibreux par le procédé de Parona, modifié par M. le Docteur Martel.

Scrotectomie complémentaire.

Suites immédiates.—Cicatrisation rapide. Réunion par première intention. Le malade quitte l'hôpital le 2 juillet 1903.

Suites éloignées. — Revu le 4 octobre 1903. La hernie est absolument guérie. La dimension des bourses, réduite par scrotectomie est la suivante : à gauche, (côté opéré), la hauteur mesurée de l'anneau inguinal, le sujet étant debout, est de 10 centimètres ; à droite, de 13 centimètres. On constate l'existence de veines sous-cutanées volumineuses qui s'affaissent le soir.

Le testicule est fixé en position normale, souple, libre, non atrophié. Il ne descend pas jusqu'au fond de la bourse.

Les veines du cordon sont moins volumineuses mais encore un peu dilatées. Elles ne sont plus du tout gênantes. Au repos, dans le décubitus dorsal, la dilatation veineuse disparaît complètement et l'aspect est parfait d'esthétique.

La persistance de cette légère dilatation veineuse est peut-être due à la compression produite par une ceinture abdominale avec pelote que M. le Dr Martel fait porter durant trois ou quatre mois à tous ses opérés de hernie.

En somme, bon résultat.

Le malade se dit très satisfait.

Observation VII

(Longuet, *Progrès médical*, 23 septembre 1903.)

*Varicocèle bilatéral avec prédominance à gauche. —
Transposition extraséreuse du testicule à titre orchidopexique et phlébopexique (côté gauche), opéré le
28 août 1901.*

Jeune homme de dix-neuf ans, garçon marchand de
vins, a depuis trois mois des douleurs tellement vives
qu'il va se voir obligé de quitter sa profession. Il a une
ptose considérable à gauche, des varices funiculaires et
scrotales très développées, une atrophie du testicule de
ce côté.

Résultats immédiats. — Excellents. La douleur,
cependant, ne disparaît que le cinquième jour.

La fixation est bonne : les varices du scrotum s'effa-
cent, celles du cordon sont étroitement maintenues par
la gaine séreuse.

On n'a pas pu suivre le malade.

Observation VIII (Pélissier, obs. IV).

B... Félix, vingt-quatre ans, varicocèle gauche descendant jusqu'à mi-cuisses, déterminant une tumeur
volumineuse et une dilatation considérable des plexus
veineux. A la mensuration, le testicule du côté malade
descend à plus de 4 centimètres que du côté sain. Les
douleurs sont très vives, surtout pendant le travail, et

la suspension n'amène aucune amélioration. La marche et la station debout sont particulièrement pénibles le soir. Le testicule gauche présente un certain degré d'atrophie.

Opération le 18 septembre 1901. — Orchidopexie et phlebopexie réalisées par le procédé de Longuet.

Suites immédiates. — Nulles. Au quatrième jour, toute douleur a complètement disparu. A l'examen, le testicule fixé remonte à plus de 2 centimètres au-dessus du testicule droit, le résultat de la scrotopexie est excellent. Enfin, le paquet variqueux, quoique senti encore, présente une régression manifeste. L'opéré n'a pas été suivi.

Nous avons vu de même deux autres malades qu'on n'a pu suivre après l'opération et chez qui on avait constaté, après orchidopexie par la méthode de Parona-Martel, un commencement de régression du varicocèle et surtout une cessation complète des phénomènes douloureux quatre ou cinq jours après l'intervention chirurgicale.

CONCLUSIONS

I. Le procédé de Parona consiste essentiellement à engainer les éléments du cordon dans la vaginale retournée. Il donne d'excellents résultats dans la cure chirurgicale du varicocèle.

II. Il constitue un moyen d'orchidopexie très satisfaisant et très durable.

III. M. le Dr Martel a modifié très heureusement ce procédé.

1° Il a substitué à l'engainement séreux simple du cordon l'engainement fibro-séreux, ce qui lui permet d'éviter à coup sûr la torsion du cordon ;

2° Il a pratiqué une scrotectomie complémentaire dans un but purement esthétique.

IV. Les suites opératoires sont on ne peut plus simples.

Le malade est guéri en quelques jours. La douleur est le premier symptôme qui disparaît (six à huit jours en moyenne après l'intervention). Les plexus variqueux s'affaissent et diminuent considérablement de volume (et cela d'une façon durable). Les opérés que nous avons pu suivre ont parfaitement et définitivement guéri. Nous n'avons jamais constaté de récidives; jamais la douleur ou la gêne qui avaient nécessité l'intervention n'ont réapparu.

INDEX BIBLIOGRAPHIQUE

Parona. I. Policlinico, 1899, p. 1, t. I, gennaio 1899. Gazetta degli ospedali e delle cliniche. Milano. Anno XXII. n° 3o, 10 marzo, 1901.

Sebileau, Leçons de chirurgie, 1887, p. 147.

Nimier, Bullet. et Mém. de la Société de chirurgie, 1899, t. XXV, p. 758.

Dalla Vedova, I. Policlinico, 1899.

Tuffier, Presse médicale, 20 septembre 1899.

Lejars, Bullet. et Mém. de la Société de chirurgie, 19 juillet 1900.

Loisons, Bullet. et Mém. de la Société de chirurgie, 6 juin 1900.

Longuet, Progrès médical, 21 septembre 1901.

— Presse médicale, 31 octobre 1900.

— Presse médicale, 13 sept. 1902.

— Gazette des hôpitaux, 1900. Semaine médicale, 1899, p. 39.

Pelissier, La transposition opératoire du testicule. Méthode et procédé de Longuet (th. de Paris, 1902).

Dudley-Tait. Eversion de la tunique vaginale. Annales of surgery, avril 1901. Annales des maladies des organes génitaux urinaires, années 1899, 1900, 1901, 1902. Riforma medica 1899, n° 24. t. I, p. 286.

Ledentu et Delbet, Traité de chirurgie.